ANALYSE DES EAUX MINÉRALES DE MERLANGE,

Près la Ville de Montereau-Fautyonne.

ANALYSE DES EAUX MINÉRALES DE MERLANGE,

Près la Ville de Montereau-Fautyonne.

DÉDIÉE A MONSEIGNEUR LE DAUPHIN.

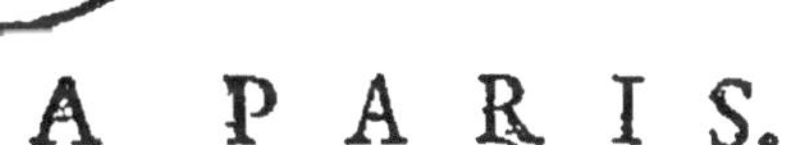

A PARIS.
De l'Imprimerie de la Veuve QUILLAU, rue Galande, à l'Annonciation.

M. DCC. LXI.

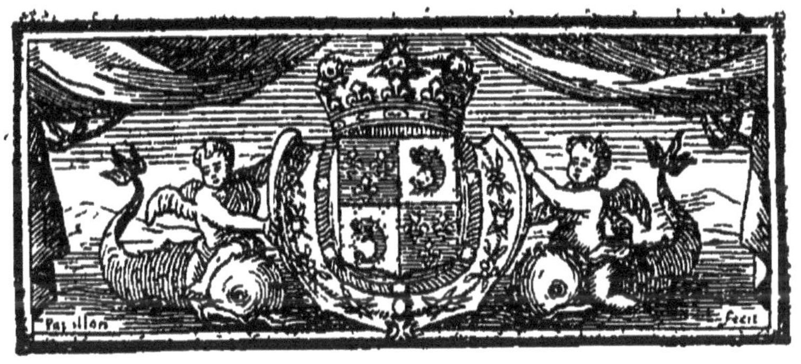

A

MONSEIGNEUR

LE DAUPHIN.

MONSEIGNEUR,

La protection glorieuse dont vous honorez les Sciences & les découvertes utiles, devient un encouragement qui tournera à l'avantage de tous les Peuples. L'Ouvrage qui vous est présenté, MONSEIGNEUR, *est une analyse faite avec la derniere exactitude par trois Commissaires nommés par la Faculté de Médecine de Paris, envoyés sur les lieux, dont le Rapport, après un mûr examen, a mérité les suffrages unanimes de tous ses Membres.*

Ils ont reconnu dans les principes des nouvelles Eaux, dont il s'agit, des qualités salutaires pour plusieurs maladies, laissant à l'expérience & à la sagesse de tous les Médecins, à déterminer les autres cas dans lesquels elles pourroient convenir. L'hommage d'une découverte aussi précieuse à l'humanité, vous étoit dû, MONSEIGNEUR, *par préfé-*

rence. Daignez le recevoir avec cette bonté qui caractérise toutes vos actions.

Je ſuis avec un très-profond reſpect,

MONSEIGNEUR,

Votre très-humble & très-obéiſſant ſerviteur,

J. TONDU DE NANGIS.

RAPPORT

De Messieurs les Commissaires nommés par la Faculté de Médecine de Paris, pour examiner les nouvelles Eaux Minérales de Merlange, près la Ville de Montereau-Fautyonne.

EXAMEN CHYMIQUE
DE L'EAU MINÉRALE.

Nous Commissaires nommés par la Faculté, nous sommes transportés le 29 Mai 1761, à Merlange, près de la ville de

Montereau-Fautyonne, dans le dessein d'y examiner une Source d'Eau, qui depuis long-tems (dit-on) passe dans les environs pour avoir la vertu purgative.

Ce pays est riant & fertile; l'air y est sain, & la vûe en est charmante. Il est situé dans une gorge commandée par une montagne au Midi, & par un monticule assez considérable, qui forme à sa surface une grande plaine au Nord.

La Source d'Eau Minérale est placée au Midi au bas du monticule: le terrein qui l'environne est formé de pierres à chaux, & d'une terre liée à peu près comme la marne ou la craye:

aussi, suivant le certificat de Me. *le Coq*, Avocat en Parlement, Conseiller du Roi, & Contrôleur au Grenier à Sel de la ville de Montereau, on s'est plusieurs fois servi avec succès de cette terre pour dégraisser & pour blanchir des étoffes de laine : elle paroît avoir en cela assez d'analogie avec la terre grasse & crétacée, de Cavereau, petit hameau de la Paroisse de Novau, situé sur la rive gauche de la Loire, à neuf lieuës au-dessous d'Orléans, où les habitans s'en servent pour blanchir & pour dégraisser les serges, les draps, & même les couvertures de laine : c'est ce que font encore les couverturiers de Pathay en Bauce, au lieu de les blanchir avec le ſoufre.

Pour peu qu'on faſſe attention à la ſituation de la Source Minérale de Merlange, il paroîtra tout naturel d'imaginer, qu'elle eſt formée par les eaux qui ſe filtrent continuellement à travers les pierres à chaux & le terrein dont nous venons de parler : qu'enſuite ces eaux s'étant chargées de différens principes, viennent ſe rendre dans un baſſin carré pour ſe répandre de-là dans les terres voiſines, par une rigole à fleur d'eau, que Me. *le Coq* nous a certifié être aſſez ſouvent enduite d'un dépôt ou ſédiment jaunâtre : phénomène qui ne s'eſt pas préſenté lors de notre viſite.

L'Eau Minérale de Merlange eſt très-limpide à ſa Source ; elle n'a aucun goût déſagréable, elle eſt ſeulement un peu doucâtre ; & étant agitée dans la bouche, elle fait mouſſer & blanchir la ſalive, à peu près de même que le feroit en pareil cas une eau ſeconde de chaux, ou une eau de ſavon extrêmement légére.

Le peu de tems que nous avions à ſacrifier à Merlange, pour y faire l'analyſe de ſon Eau Minérale, ne nous ayant pas paru ſuffiſant pour remplir nos vûes, nous avons jugé propos d'en faire tranſporter Paris une quantité raiſonnable renfermée dans des bouteille de grès bien bouchées, & ſcélée de notre cachet.

Le grand nombre d'expériences que nous avons été obligé de faire ſur ces Eaux, ont été très-ſcrupuleuſement exécutées chez le ſieur Heriſſant, maître Apoticaire. Il ſeroit trop long, & d'ailleurs inutile d'en faire ici le détail, il ſuffira d'en rapporter aſſez pour faire connoître que les ſubſtances qui entrent dans leur compoſition peuvent ſe réduire à trois principales, qui ſont : 1°. Une petite portion de ſubſtance ferrugineuſe extrêmement diviſée. 2°. Une aſſez grande quantité de terre abſorbante crétacée, ou calcaire alkooliſée, dont les propriétés & les effets, ſoit pour la compoſition de l'Eau, ſoit pour ſes vertus Médicinales, ne nous paroiſſent pas avoir encore été juſqu'ici aſſez obſervés dans l'examen des Eaux Minérales en général. 3°. Enfin, un ſel neutre, d'une nature très-particuliere.

DÉMONSTRATION
De la ſubſtance Ferrugineuſe.

DEUX gros d'infuſion de noix de galle, mêlés avec trois onces d'Eau Minérale de Merlange, ont donné le cinquiéme jour à la ſurface de la liqueur, une pellicule graſſe, & d'un verd de pré.

Deux gros de ſyrop violat verſés ſur trois onces d'Eau Minérale, nous ont procuré une liqueur verte, après qu'on l'a eu filtrée à travers le papier gris.

Quelques gouttes de teinture de noix de galle verſées ſur le dépôt qu'avoit fourni l'Eau Minérale par évaporation, ont tout-à-coup fait verdir la liqueur; & par ſucceſſion de tems, cette liqueur ayant été réduite à ſec, le réſidu a teint en noir le linge qu'on a paſſé par-deſſus.

On a pris dix-huit grains du dépôt qui a reſté après la diſtillation de l'Eau Minérale ; on les a mêlés avec trois onces d'eau de riviere diſtillée ; on a verſé ſur le tout deux gros de ſyrop violat, & ſur le champ la liqueur a verdi.

Deux ſcrupules du dépôt obtenu après la diſtillation de l'Eau Minérale, ayant été étendus dans trois onces d'eau de riviere diſtillée, on y a verſé deux gros d'infuſion de noix de galle ; ce qui a noirci la liqueur.

DÉMONSTRATION

De la Terre Alkaline absorbante, &c.

ON a fait évaporer à feu doux dans une terrine vernissée, douze pintes d'Eau Minérale, qu'on a ensuite fait réduire à seize onces de liqueur qu'on a filtrée. Il est resté sur le filtre une matiere, qui, après avoir été bien desséchée, a donné trente-sept grains d'une poudre jaunâtre. On a continué l'évaporation jusqu'à siccité, & on a obtenu une autre matiere, laquelle étant bien desséchée, a fourni cinq gros & demi d'une poudre blanche. Pendant le tems de l'évaporation, la liqueur étoit recouverte d'une pellicule assez épaisse.

On a jetté de ces poudres dans de l'esprit de nître affoibli par l'eau commune; sur le champ, elles s'y sont trouvées dissoutes avec effervescence: on a ensuite versé quelques gouttes d'huile de tartre, par défaillance, dans la dissolution de la pou dre blanche; aussi-tôt il s'est fait un précipité blanc & gras au tact. Cette matiere qui a beaucoup de rapport avec la terre qui est contenue dans l'eau de chaux, approche de la ténuité saline, & il y a toute apparence que c'est elle qui par ses parties grasses & mucides a principalement concouru à former les différentes pellicules grasses & crêmeuses que nous avons observées dans presque toutes nos expériences.

DÉMONSTRATION
Du Sel Neutre.

ON a versé sur le résidu de l'évaporation dont nous venons de parler, une certaine quantité d'eau de riviere distillée; on a ensuite filtré la liqueur, on l'a fait évaporer au Bain-marie dans une capsule de verre : il s'est alors formé de petits crystaux d'un sel un peu gras, beaucoup plus amer que celui de Glauber, mais qui n'en avoit pas la fraîcheur. Il bouillonne sur les charbons ardens comme ce dernier : l'alkali fixe & volatil versés sur une dissolution de ce sel dans l'eau distillée, occasionnent sur le champ un précipité blanc terreux.

L'acide vitriolique concentré versé sur ce sel, en dégage des vapeurs blanches, qui font reconnoître la présence de l'acide marin par leur odeur.

La dissolution de ce sel précipite en jaune pâle la dissolution de mercure faite dans l'acide nitreux.

D'où il résulte que le sel de l'Eau Minérale de Merlange

est un mêlange de sel de Glauber, & de sel marin à baze terreuse, crystallisés ensemble, puisque l'acide vitriolique en dégage des vapeurs d'esprit de sel d'une part ; d'une autre part, le précipité terreux indique la présence d'un sel à baze terreuse.

Enfin, le précipité pâle de mercure indique assez la présence de l'acide marin, à raison du précipité blanc, qui se forme en même tems que le turbith minéral, & qui diminue son intensité ; mais en enlevant ce précipité au moyen d'une suffisante quantité d'eau bouillante, le précipité blanc de mercure ſe diſſout dans l'eau, & il ne reſte plus que le précipité jaune, ou le turbith minéral avec ſa couleur ordinaire.

Voilà ce qu'il y a d'aſſez intéreſſant à ſçavoir touchant ce ſel : l'eſpéce d'eau-mere qui en a réſulté, étoit graſſe & muqueuſe, elle étoit compoſée de véritables ſels & d'une matiere viſqueuſe, qui, ſelon *Stahl* *, n'eſt qu'une terre ſubtile, qui ſe combine avec l'eau & avec quelques parties graſſes, & qui formant un mixte ſalin imparfait, eſt une eſpéce de ſel embryoné.

D'après la nature graſſe de

* Voyez ſon Commentaire ſur *Becker*.

cette eau-mere, il eſt facile de concevoir pourquoi & comment l'Eau Minérale de Merlange agit pour décraſſer & pour blanchir les étoffes de laine, ainſi que Me. *le Coq* l'a vû pratiquer.

Au reſte, notre Eau Minérale ne contient aucun acide libre, puiſque trente gouttes d'alkali fait par la chaux, étant verſées dans trois onces de cette Eau, n'y excitent aucune effervescence; ajoûtons à cela, que le lait de vache ne ſe caille nullement lorſqu'on le fait bouillir avec elle.

VERTUS

VERTUS

De l'Eau Minérale de Merlange.

L'EAU Minérale de Merlange, considérée comme remede, tire ses vertus, 1°. De l'élément aqueux. 2°. De son sel neutre. 3°. De sa terre calcaire, grasse & crétacée, qu'on doit concevoir dans cette Eau inaltérée, comme étant portée au dégré le plus parfait de division & de ténuité. 4°. De quelques particules martiales, dont la proportion avec les autres principes est très-légére. 5°. Enfin, de l'arrangement & de l'union intime de tous ces principes, exactement mêlés & confondus ensemble.

Ces différens principes sont tellement combinés avec l'Eau & entr'eux, que les propriétés Médicinales ne sçauroient être bien déterminées par les qualités d'aucun principe considéré séparément.

La vertu Médicinale de chacun de ces principes est constaté par des observations connues de tous les Médecins : le sel de Glauber & le sel marin entrent dans la composition d'un grand nombre d'Eaux Minérales célébres, & en établissent l'efficacité.

Il n'est pas nécessaire de faire valoir ici les grands secours que la Médecine trouve encore dans les absorbans & dans les savoneux, l'étendue de leur usage, le nombre des maladies auxquelles ils conviennent; & cette circonstance essentielle de leur préparation, qui consiste a les porter à la plus grande division que l'Art puisse atteindre, division qui n'égale jamais celle que suppose leur état de dissolution dans l'eau; tout cela, en un mot, n'a besoin que d'être énoncé.

Telles sont justement les qualités principales de l'Eau Minérale de Merlange; c'est une Eau de chaux seconde, composée par la nature même, & qu'on pourroit regarder comme savoneuse: son usage sera très-sûr dans les cas où l'on soupçonnera des acides dans les premieres voyes, elle deviendra alors purgative; elle passera dans le sang, elle produira l'effet apéritif: elle est de nature à convenir aux tempéramens foibles, aux viscéres délicats, susceptibles d'irritations, aux maladies des reins, de la vessie, &c.

CANTWEL, *Professeur de Pharmacie, & Membre de la Société Royale de Londres.*

HERISSANT, *Professeur désigné de Pharmacie, Membre de l'Académie Royale des Sciences, de celle de Londres, &c.*

DE LA RIVIERE, le jeune, *Conseiller-Médecin ordinaire du Roi au Châtelet.*

EXTRAIT
DES RÉGISTRES
De la Faculté de Médecine, en l'Université de Paris.

LE Samedi trente-un Octobre, Messieurs Cantwel, Hérissant, & de la Riviere le jeune, commis par la Faculté, pour se transporter au lieu nommé *Merlange, dépendant de la Paroisse de Saint Germain Laval, Laval Saint Germain, près la Ville de Montereau-Fautyonne*, & pour y constater l'état des Sources d'une nouvelle Eau Minérale, depuis peu découverte audit lieu; ensemble pour procéder aux examen & analyse de cette

Eau, & mettre la Faculté en état d'en connoître les principes & les vertus, ayant fait leur rapport.

La Faculté a jugé que cette espéce d'*Eau de Chaux seconde composée par la nature même, & que l'on peut regarder comme savoneuse, sera très-utile & très-avantageuse dans les cas où l'on soupçonnera des acides dans les premieres voyes; elle* deviendra alors purgative; que de plus, en *passant dans le sang elle produira l'effet apéritif; qu*'enfin, *elle peut convenir aux tempéramens foibles, aux viscéres délicats susceptibles d'irritation*, ainsi que *dans les maladies des reins, de la vessie, &c.*

En conſéquence, la Faculté a ordonné qu'il ſera délivré par le Doyen à M. *de Nangis*, propriétaire de ladite Eau Minérale, copie, tant de l'analyſe & du rapport fait par les trois Commiſſaires, que du jugement de la Faculté, laquelle copie ſera ſignée deſdits Commiſſaires, & revêtue du ſçeau de la Faculté, avec permiſſion au ſieur *de Nangis* d'en faire tel uſage qu'il aviſera bon être, & même de la faire imprimer, à quoi je conſens pour la Faculté.

Je ſouſſigné, certifie ledit Extrait ci-deſſus conforme à l'original. A Paris, ce 21 Novembre 1761.

J. LE THIEULLIER l'aîné, *Doyen de la Faculté de Médecine de Paris.*

Nous Simon le Coq, Avocat en Parlement, Conseiller du Roi, Controlleur au Grenier à Sel de Montereau-Fautyonne; certifions à qu'il appartiendra, qu'il est de notre connoissance que les Eaux de la fontaine minérale de Merlange, près cette ville, a des effets surprenans pour les personnes qui en usent. Cette fontaine est située aux environs de plusieurs carriéres de pierres à chaux, & de terres grasses, dont on fabrique dans le pays beaucoup de potteries, tuiles, carreaux & briques; il est même de notre connoissance, par expérience que nous avons fait faire ſous nos yeux, que cette terre étant uſée en guiſe de ſavon, dégraiſſe & blanchit les ouvrages de laine, comme, par exemple, une couverture de lit, dont nous l'en avons fait frotter, & qui s'eſt trouvé auſſi décraſſée & auſſi blanchie que ſi on ſe fût ſervi d'un vrai ſavon. C'eſt pour cette raiſon que le petit peuple en venoit chercher en ce tems-là, pour en uſer au lieu & place de ſavon; ce qui nous détermina alors à faire l'épreuve ſuſdite. Je penſerois même qu'elle pourroit être ferrugineuſe, parce que non-ſeulement nous avons vu pluſieurs fois que la rigole par où l'Eau minérale s'échappe étoit enduite d'un dépôt ou ſédiment jaunâtre ; mais encore parce que les tuiles qui ſe fabriquent de cette terre dans notre ville & aux environs, ſont tachées pour la plus grande partie de marques noirâtres, qu'on appelle marques de fer; ce que nous certifions véritable. En foi de quoi, avons déclaré le préſent pour ſervir & valoir en tems & lieu, ce que de raiſon, ce dix-huit Juillet mil ſept cent ſoixante-un.

LE COQ.

VISITE DES FONTAINES DE MERLANGE.

Copie du Procès-verbal de ladite Visite.

Du 20 Octobre 1761.

CEJOURD'HUI Mardi vingt Octobre mil ſept cent ſoixante-un, huit heures du matin, Nous Jacques-Barthelemi Edme Piot, Sieur de Champrond, Avocat en Parlement, Prévôt & Juge ordinaire, civil, criminel & de Police, & garde ſçel de la Juſtice & Prévôté de Saint Germain-Laval, & Laval Saint Germain & dépendances, pour S. A. Séréniſſime Monſeigneur Louis

DE BOURBON, Comte de Clermont, Prince du Sang, Pair de France, Gouverneur & Lieutenant Général pour le Roi, des Provinces de Brie & Champagne, Abbé Commendataire de l'Abbaye Royale de Saint Germain des Prez-lez-Paris, & en cette qualité d'Abbé, Seigneur desdits lieux de Saint Germain Laval, & Laval Saint Germain Esmant, Samoreau, & autres lieux. Sur le requis de Me. Jean-Louis Jauvet, Procureur en cette Prévôté, & du sieur Jacques Tondu de Nangis, Marchand, demeurant à Paris, rue des vieilles Etuves Saint Martin, Paroisse Saint Nicolas des Champs; Nous sommes, en exécution de notre Ordonnance du 17 présent mois, étant au bas de la Requête à Nous présentée par ledit Tondu, demeuré annexée à ces présentes, nous sommes transportés avec le Procureur Fiscal de cette Justice, Me. Claude-Jean Gueffier notre Greffier ordinaire, & ledit Me. Jauvet, en une piéce de six arpens de Prés, entourés de hayes vives & fossés, située sur cette Seigneurie au lieu dit Merlange, en laquelle piéce sont plusieurs plans d'arbres & une maison, tenant la totalité dudit héritage, d'un long du midi, à Mr. Micault Darvelay & à Mr. Girard, représentant Mr. le Président Chipeau, d'autre du Septentrion au chemin de Montereau à Garde-Loup, d'un bout du levant ſur les enfans du ſieur Fleury Moreau, & d'autre du couchant ſur l'ancien chemin de Montereau à Nangis, à l'effet de dreſſer Procès-verbal de la ſituation & de l'état de la ſeconde des deux fontaines déſignées en ladite Requête, étant toutes deux dans ledit héritage, & de conſtater, s'il eſt poſſible, que les eaux de la ſeconde fontaine ſont des eaux vives; & étant parvenus dans ledit héritage, avons remarqué qu'il y a en effet deux fontaines, l'une d'une étendue aſſez grande, de figure quarrée, & l'autre beaucoup plus petite, de figure oblongue, étant proche & au couchant, tirant au nord de la premiere. Après avoir mesuré ladite derniere fontaine à la surface de l'eau qui s'y est trouvé fort claire, nous avons reconnu qu'elle a quatre pieds de large, mesure prise du levant au couchant; & dans la partie la plus étendue, six pieds de long, mesure prise du midi au nord, & dix-huit pouces de profondeur dans la partie la plus profonde. Après avoir aussi fait vuider ladite fontaine au point qu'il n'y est resté qu'un pouce d'eau dans la partie la plus profonde, n'ayant pas été possible de la tarir, attendu le produit de ses sources; Nous avons encore remarqué que lesdites sources sont au nombre de trois, à l'extrêmité septentrionale de ladite fontaine, que leurs eaux paroissent aussi venir dudit côté du septentrion, qu'elles sont très-claires, & qu'elles fournissent si abondamment, qu'en quinze minutes ladite fontaine s'est trouvée au même niveau d'eau qu'elle étoit avant que nous l'eussions fait vuider; ce que nous avons exactement vérifié, une montre à la main. Toutes lesquelles circonstances nous font présumer que les eaux de cette fontaine sont des eaux vives & non de gouttes, joint d'ailleurs qu'il est de notre connoissance que ladite fontaine est, ainsi que la

premiere,

premiere, d'ancienneté dans ledit héritage, & qu'il eſt de notorieté publique que celle dont il s'agit ne tarit jamais, & que dans les tems les plus ſecs elle eſt toujours au même état d'eau que nous l'avons trouvé; ce qui nous a été préſentement atteſté par Me. Simon le Coq, Avocat en Parlement, Conſeiller du Roi, Controlleur au Grenier à Sel de Montereau, y demeurant; ainſi que par le ſieur Thomas Taupin, Entrepreneur de bâtimens, & Claude-François Gautin, manouvrier, demeurant auſſi audit Montereau, tous trois préſens à ce que deſſus, & qui ont fait les mêmes remarques que nous, ledit Pro-

D

cureur Fiſcal & notre Greffier.

Dont & de quoi nous avons, fait rédiger ce préſent Procès-verbal, pour ſervir & valoir ce que de raiſon audit ſieur Tondu ; ledit Me. le Coq & ledit ſieur Taupin ont ſigné avec nous, ledit Procureur Fiſcal, notre Greffier, & ledit Me. Jauvet ſur la minute des préſentes ; & quant audit Gautin, il a déclaré ne ſçavoir écrire ni ſigner de ce interpellé, leſdits jour & an.

Suit la teneur deſdites Requêtes & Ordonnances.

A Monsieur le Prévôt de Saint Germain Laval, & Laval Saint Germain.

SUPPLIE humblement Jacques Tondu de Nangis, Marchand, demeurant à Paris, rue des vieilles Etuves Saint Martin, Paroisse Saint Nicolas des Champs.

Disant qu'il lui appartient une piéce de six arpens de Prés, entourée de hayes vives & fossés, située sur cette Seigneurie de Saint Germain Laval au lieu dit Merlange, dans laquelle sont plusieurs plans d'arbres & une maison, tenant la totalité dudit héritage, d'un long du midi, à Mr. Darvelay & à Mr.

Girard, repréſentant Mr. le Préſident Chineau, d'autre du ſeptentrion au chemin de Montereau à Garde-Loup, d'un bout du levant ſur les enfans Moreau, & d'autre du couchant ſur l'ancien chemin de Nangis.

Qu'il y a auſſi dans cet héritage, & de toute ancienneté, deux fontaines, l'une d'une aſſez grande étendue, figure quarrée, & l'autre beaucoup plus petite, de figure oblongue, étant proche & au couchant de la premiere tirant au nord. Et comme le Suppliant a été inſtruit que les eaux de cette derniere fontaine ſont minérales & ont différentes propriétés,

& qu'elles ont été trouvé telles par l'analyſe qui en a été faite, & après différentes expériences; il a intérêt qu'il ſoit conſtaté que ces eaux ſont des eaux vives, pour quoi il a l'honneur de vous donner la préſente Requête;

A ce qu'il vous plaiſe, Monſieur, vous transporter le jour que vous voudrez indiquer avec le Procureur Fiſcal de cette Juſtice, & votre Greffier, en l'héritage ci-deſſus déſigné, pour y dreſſer Procès-verbal de la ſituation & de l'état de ladite derniere fontaine, & conſtater que les eaux d'icelles ſont des eaux vives, & vous ferez bien, ſigné Jauvet, Procureur, avec parafe ; au bas eſt écrit, Nous ordonnons que nous nous tranſ-porterons avec le Procureur Fiſ-cal & notre Greffier ordinaire, Mardi prochain vingt du pré-ſent mois, en l'héritage men-tionné en la préſente Requête; à l'effet d'y dreſſer Procès-verbal de la ſituation & de l'état de la ſeconde des deux fontaines dé-ſignées en la préſente Requête, & de conſtater, s'il eſt poſſible, que les eaux de ladite ſeconde fontaine ſont des eaux vives. DONNÉ ce dix-ſept Octobre 1761. *Signé*, PIOT. *Et plus bas*, GUEFFIER, *avec parafe.*

FIN.

LES Bureaux seront chez le Sieur DE NANGIS, Propriétaire desdites Eaux, rue des Vieilles-Etuves Saint Martin, vis à-vis le Serrurier; & chez Monsieur HERISSANT, Marchand Apotiquaire, rue S. Jacques, près celle des Noyers. *

Messieurs les Médecins, Chirurgiens de la Province, pourront, ainsi que tous particuliers, s'adresser auxdits Bureaux, d'où le Sieur DE NANGIS leur fera les envois qu'ils desireront; ils sont priés d'affranchir leurs Lettres.

Ils peuvent être sûrs, pour la garde & qualité desdites Eaux, ayant été gardées plus de huit mois sans aucune altération ni corruption.

Le prix *est de quatre livres la bouteille, de quatre pintes & plus: elles seront cachettées d'un cachet empreint d'une Mer agitée & d'un Ange aîlé.*

* Et aussi chez le sieur BOUCHERON, Marchand Epicier-Apoticaire, Marché neuf.

www.ingramcontent.com/pod-product-compliance
Ingram Content Group UK Ltd.
Pitfield, Milton Keynes, MK11 3LW, UK
UKHW021521260726
13993UKWH00004B/1805